30 Minuti

Ricetta Alimentare Per Microonde Per Cuccioli

---

50 Pasti Veloci, Facili E Salutari Per Il Tuo Amico Peloso

Di

Letizia Rivera

Letizia Rivera

Copyright © 2024, Letizia Rivera
Tutti I Diritti Riservati.

Ad eccezione delle brevi citazioni incluse nelle recensioni critiche e di altri usi non commerciali consentiti dalla legge sul copyright, nessuna parte di questa pubblicazione può essere duplicata, distribuita o trasmessa in alcun modo senza il previo consenso scritto dell'editore. Ciò include fotocopie, registrazioni e altri metodi elettronici o meccanici. Per richieste di autorizzazione inviare una lettera all'editore.

I suggerimenti e le tattiche offerti nella scrittura potrebbero non essere applicabili in tutte le circostanze. Resta inteso che né l'autore né l'editore saranno ritenuti responsabili per i risultati derivanti dall'utilizzo delle raccomandazioni contenute in questo libro.

Letizia Rivera

Table Of Contents

Letizia Rivera

Letizia Rivera

Introduzione

Accogliere un nuovo cucciolo nella tua casa è un'occasione emozionante e gioiosa. Questi piccoli fasci di energia portano amore e risate senza fine, riempiendo le nostre vite di momenti indimenticabili. Come genitore responsabile del tuo animale domestico, vuoi dare al tuo amico peloso il miglior inizio di vita, e questo inizia dalla sua dieta. Proprio come noi, i cuccioli hanno bisogno di una dieta equilibrata e nutriente per crescere forti e sani. Tuttavia, trovare il tempo per preparare pasti sani può essere difficile nelle nostre vite frenetiche.

Questo libro, "Ricette alimentari per cuccioli in 30 minuti al microonde: 50 pasti veloci, facili e salutari per il tuo amico peloso", è progettato per aiutarti ad affrontare questa sfida. Ogni ricetta è realizzata con cura, garantendo che il tuo cucciolo riceva i nutrienti essenziali di cui ha bisogno senza compromettere il gusto o il tuo tempo. Utilizzando ingredienti semplici e un forno a microonde, queste ricette sono pratiche e nutrienti, rendendo più semplice che mai fornire al tuo cucciolo pasti fatti in casa privi di additivi e conservanti non necessari.

Dal medley di pollo e verdure al banchetto di salmone e quinoa, ogni ricetta offre una deliziosa miscela di sapori e consistenze che manterrà il tuo cucciolo entusiasta durante il pasto. Le ricette sono facili da seguire e richiedono tempi minimi di preparazione e cottura, permettendoti di trascorrere più tempo di qualità con il tuo nuovo compagno. Sia che il tuo cucciolo preferisca il gusto saporito dell'agnello, il sapore deciso del manzo o la consistenza delicata del pesce, troverai una varietà di pasti che soddisfano il suo palato.

Inoltre, questo libro non parla solo di ricette; si tratta di creare un legame con il tuo cucciolo attraverso l'atto di dargli da mangiare. La gioia di guardare il tuo cucciolo godersi un pasto che hai preparato con amore non ha eguali. Mentre intraprendi questo viaggio culinario, non solo nutrirai il corpo del tuo cucciolo ma anche il suo cuore, favorendo una connessione più profonda tra te e il tuo amico peloso.

Quindi, prendi le tue ciotole adatte al microonde e preparati a preparare dei piatti deliziosi per il tuo cucciolo. Con queste ricette facili e veloci, puoi assicurarti che il tuo cucciolo cresca sano, felice e pieno di vitalità. Brindiamo a una cucina felice e a code ancora più felici!

Letizia Rivera

50 Pasti Veloci, Facili E Salutari Per Il Tuo Amico Peloso

Ricetta 1: Pollo al cucciolo e delizia vegetariana

Ingredienti:

- 1/2 tazza di pollo cotto, tagliato a pezzi
- 1/4 tazza di carote, a dadini
- 1/4 tazza di piselli
- 1/4 tazza di patate dolci, a dadini
- 1/2 tazza d'acqua

Preparazione:

Unisci tutti gli ingredienti in una ciotola adatta al microonde. Aggiungere l'acqua e coprire con un coperchio adatto al microonde. Forno a microonde a temperatura elevata per 4-5 minuti o fino a quando le verdure saranno tenere. Lasciare raffreddare prima di servire.

Valori nutrizionali (circa):

- Calorie: 150 kcal
- Proteine: 15 g
- Grassi: 3 g

- Carboidrati: 15 g
- Fibra: 3 g

Ricetta 2: Dolcetto al salmone e riso per cuccioli

Ingredienti:

- 1/2 tazza di salmone cotto, in scaglie
- 1/2 tazza di riso integrale, cotto
- 1/4 tazza di broccoli, tritati
- 1/4 tazza di purea di zucca
- 1/2 tazza d'acqua

Preparazione:

Mescolare tutti gli ingredienti in una ciotola adatta al microonde. Aggiungere l'acqua e coprire con un coperchio adatto al microonde. Mettili nel microonde a temperatura elevata per 4-5 minuti o fino a quando i broccoli saranno teneri. Lasciare raffreddare prima di servire.

Valori nutrizionali (circa):

- Calorie: 180 kcal
- Proteine: 18 g
- Grassi: 5 g
- Carboidrati: 20g
- Fibra: 4 g

Ricetta 3: Mix di tacchino e quinoa per cuccioli

Ingredienti:

- 1/2 tazza di tacchino cotto, tagliato a dadini
- 1/2 tazza di quinoa, cotta
- 1/4 tazza di spinaci, tritati
- 1/4 tazza di carote, grattugiate
- 1/2 tazza d'acqua

Preparazione:

Unisci tutti gli ingredienti in una ciotola adatta al microonde. Aggiungere l'acqua e coprire con un coperchio adatto al microonde. Forno a microonde a

temperatura elevata per 4-5 minuti o fino a quando gli spinaci saranno appassiti e le carote saranno tenere. Lasciare raffreddare prima di servire.

Valori nutrizionali (circa):

- Calorie: 160 kcal
- Proteine: 14 g
- Grassi: 4 g
- Carboidrati: 18g
- Fibra: 3 g

Ricetta 4: Manzo di cucciolo e purè di patate dolci

Ingredienti:

- 1/2 tazza di carne macinata, cotta
- 1/2 tazza di patate dolci, purè
- 1/4 tazza di fagiolini, tritati
- 1/4 tazza di mele, a dadini (senza semi)
- 1/2 tazza d'acqua

Preparazione:

Mescolare tutti gli ingredienti in una ciotola adatta al microonde. Aggiungere l'acqua e coprire con un coperchio adatto al microonde. Forno a microonde a temperatura elevata per 4-5 minuti o fino a quando i fagiolini saranno teneri. Lasciare raffreddare prima di servire.

Valori nutrizionali (circa):

- Calorie: 170 kcal
- Proteine: 16 g
- Grassi: 6 g
- Carboidrati: 16g
- Fibra: 4 g

Ricetta 5: Medley di pollo e riso per cuccioli

Ingredienti:

- 1/2 tazza di pollo cotto, tagliato a pezzi
- 1/2 tazza di riso bianco, cotto

- 1/4 tazza di mix di piselli e carote
- 1/4 tazza di zucca butternut, tagliata a dadini
- 1/2 tazza d'acqua

Preparazione:

Unisci tutti gli ingredienti in una ciotola adatta al microonde. Aggiungere l'acqua e coprire con un coperchio adatto al microonde. Mettila nel microonde a temperatura elevata per 4-5 minuti o fino a quando la zucca sarà tenera. Lasciare raffreddare prima di servire.

Valori nutrizionali (circa):

- Calorie: 160 kcal
- Proteine: 14 g
- Grassi: 3 g
- Carboidrati: 20g
- Fibra: 3 g

Ricetta 6: Banchetto di agnello e riso integrale

Ingredienti:

- 1/2 tazza di agnello cotto, tagliato a dadini
- 1/2 tazza di riso integrale, cotto
- 1/4 tazza di zucchine, a dadini
- 1/4 tazza di purea di zucca
- 1/2 tazza d'acqua

Preparazione:

Unisci tutti gli ingredienti in una ciotola adatta al microonde. Aggiungere l'acqua e coprire con un coperchio adatto al microonde. Microonde a temperatura elevata per 4-5 minuti o fino a quando le zucchine saranno tenere. Lasciare raffreddare prima di servire.

Valori nutrizionali (circa):

- Calorie: 180 kcal
- Proteine: 16 g
- Grassi: 5 g

- Carboidrati: 20g
- Fibra: 3 g

Ricetta 7: Miscela di pollo e farina d'avena per cuccioli

Ingredienti:

- 1/2 tazza di pollo cotto, tagliato a pezzi
- 1/2 tazza di farina d'avena, cotta
- 1/4 tazza di carote, grattugiate
- 1/4 tazza di fagiolini, tritati
- 1/2 tazza d'acqua

Preparazione:

Mescolare tutti gli ingredienti in una ciotola adatta al microonde. Aggiungere l'acqua e coprire con un coperchio adatto al microonde. Forno a microonde a temperatura elevata per 4-5 minuti o fino a quando le carote e i fagiolini saranno teneri. Lasciare raffreddare prima di servire.

Valori nutrizionali (circa):

- Calorie: 160 kcal
- Proteine: 14 g
- Grassi: 3 g
- Carboidrati: 20g
- Fibra: 3 g

Ricetta 8: Puppy Fish e stufato di patate dolci

Ingredienti:

- 1/2 tazza di pesce cotto (merluzzo o salmone), in scaglie
- 1/2 tazza di patate dolci, a dadini
- 1/4 tazza di piselli
- 1/4 tazza di spinaci, tritati
- 1/2 tazza d'acqua

Preparazione:

Unisci tutti gli ingredienti in una ciotola adatta al microonde. Aggiungere l'acqua e coprire con un coperchio adatto al microonde. Forno a microonde a temperatura elevata per 4-5 minuti o fino a quando le patate dolci saranno tenere. Lasciare raffreddare prima di servire.

Valori nutrizionali (circa):

- Calorie: 170 kcal
- Proteine: 18 g
- Grassi: 4 g
- Carboidrati: 16g
- Fibra: 3 g

Ricetta 9: Ciotola di tacchino e quinoa

Ingredienti:

- 1/2 tazza di tacchino cotto, tagliato a dadini
- 1/2 tazza di quinoa, cotta
- 1/4 tazza di broccoli, tritati
- 1/4 tazza di mele, a dadini (senza semi)
- 1/2 tazza d'acqua

Preparazione:

Unisci tutti gli ingredienti in una ciotola adatta al microonde. Aggiungere l'acqua e coprire con un coperchio adatto al microonde. Mettili nel microonde a temperatura elevata per 4-5 minuti o fino a quando i broccoli saranno teneri. Lasciare raffreddare prima di servire.

Valori nutrizionali (circa):

- Calorie: 160 kcal
- Proteine: 14 g
- Grassi: 4 g
- Carboidrati: 18g
- Fibra: 3 g

Ricetta 10: pasto a base di pollo e orzo per cuccioli

Ingredienti:

- 1/2 tazza di pollo cotto, tagliato a pezzi
- 1/2 tazza di orzo cotto

- 1/4 tazza di fagiolini, tritati
- 1/4 tazza di carote, a dadini
- 1/2 tazza d'acqua

Preparazione:

Unisci tutti gli ingredienti in una ciotola adatta al microonde. Aggiungere l'acqua e coprire con un coperchio adatto al microonde. Forno a microonde a temperatura elevata per 4-5 minuti o fino a quando le carote saranno tenere. Lasciare raffreddare prima di servire.

Valori nutrizionali (circa):

- Calorie: 170 kcal
- Proteine: 14 g
- Grassi: 3 g
- Carboidrati: 22g
- Fibra: 4 g

Ricetta 11: Mix di manzo e verdure per cuccioli

Ingredienti:

- 1/2 tazza di carne macinata, cotta
- 1/2 tazza di riso integrale, cotto
- 1/4 tazza di mais dolce
- 1/4 tazza di zucchine, a dadini
- 1/2 tazza d'acqua

Preparazione:

Mescolare tutti gli ingredienti in una ciotola adatta al microonde. Aggiungere l'acqua e coprire con un coperchio adatto al microonde. Microonde a temperatura elevata per 4-5 minuti o fino a quando le zucchine saranno tenere. Lasciare raffreddare prima di servire.

Valori nutrizionali (circa):

- Calorie: 180 kcal
- Proteine: 16 g
- Grassi: 6 g

- Carboidrati: 18g
- Fibra: 3 g

Ricetta 12: Combinazione di pollo e mele per cuccioli

Ingredienti:

- 1/2 tazza di pollo cotto, tagliato a pezzi
- 1/2 tazza di avena, cotta
- 1/4 tazza di mele, a dadini (senza semi)
- 1/4 tazza di piselli
- 1/2 tazza d'acqua

Preparazione:

Mescolare tutti gli ingredienti in una ciotola adatta al microonde. Aggiungere l'acqua e coprire con un coperchio adatto al microonde. Forno a microonde a temperatura elevata per 4-5 minuti o fino a quando le mele saranno morbide. Lasciare raffreddare prima di servire.

Valori nutrizionali (circa):

- Calorie: 160 kcal
- Proteine: 14 g
- Grassi: 3 g
- Carboidrati: 22g
- Fibra: 3 g

Ricetta 13: Agnello di cucciolo e delizia alle carote

Ingredienti:

- 1/2 tazza di agnello cotto, tagliato a dadini
- 1/2 tazza di riso bianco, cotto
- 1/4 tazza di carote, grattugiate
- 1/4 tazza di spinaci, tritati
- 1/2 tazza d'acqua

Preparazione:

Unisci tutti gli ingredienti in una ciotola adatta al microonde. Aggiungere l'acqua e coprire con un coperchio adatto al microonde. Forno a microonde a

temperatura elevata per 4-5 minuti o fino a quando le carote saranno tenere. Lasciare raffreddare prima di servire.

Valori nutrizionali (circa):

- Calorie: 180 kcal
- Proteine: 16 g
- Grassi: 5 g
- Carboidrati: 20g
- Fibra: 3 g

Ricetta 14: Mix di salmone e verdure per cuccioli

Ingredienti:

- 1/2 tazza di salmone cotto, in scaglie
- 1/2 tazza di quinoa, cotta
- 1/4 tazza di piselli
- 1/4 tazza di carote, a dadini
- 1/2 tazza d'acqua

Preparazione:

Unisci tutti gli ingredienti in una ciotola adatta al microonde. Aggiungere l'acqua e coprire con un coperchio adatto al microonde. Forno a microonde a temperatura elevata per 4-5 minuti o fino a quando le carote saranno tenere. Lasciare raffreddare prima di servire.

Valori nutrizionali (circa):

- Calorie: 170 kcal
- Proteine: 18 g
- Grassi: 4 g
- Carboidrati: 16g
- Fibra: 3 g

Ricetta 15: stufato di pollo e zucca di cucciolo

Ingredienti:

- 1/2 tazza di pollo cotto, tagliato a pezzi
- 1/2 tazza di riso integrale, cotto

- 1/4 tazza di purea di zucca
- 1/4 tazza di fagiolini, tritati
- 1/2 tazza d'acqua

Preparazione:

Unisci tutti gli ingredienti in una ciotola adatta al microonde. Aggiungere l'acqua e coprire con un coperchio adatto al microonde. Forno a microonde a temperatura elevata per 4-5 minuti o fino a quando i fagiolini saranno teneri. Lasciare raffreddare prima di servire.

Valori nutrizionali (circa):

- Calorie: 160 kcal
- Proteine: 14 g
- Grassi: 3 g
- Carboidrati: 20g
- Fibra: 3 g

Ricetta 16: Misto di manzo e patate al cucciolo

Ingredienti:

- 1/2 tazza di carne macinata, cotta
- 1/2 tazza di patate dolci, a dadini
- 1/4 tazza di piselli
- 1/4 tazza di broccoli, tritati
- 1/2 tazza d'acqua

Preparazione:

Mescolare tutti gli ingredienti in una ciotola adatta al microonde. Aggiungere l'acqua e coprire con un coperchio adatto al microonde. Forno a microonde a temperatura elevata per 4-5 minuti o fino a quando le patate dolci saranno tenere. Lasciare raffreddare prima di servire.

Valori nutrizionali (circa):

- Calorie: 170 kcal
- Proteine: 16 g
- Grassi: 6 g

- Carboidrati: 16g
- Fibra: 3 g

Ricetta 17: Mix di pollo e frutti di bosco per cuccioli

Ingredienti:

- 1/2 tazza di pollo cotto, tagliato a pezzi
- 1/2 tazza di avena, cotta
- 1/4 tazza di mirtilli
- 1/4 tazza di carote, grattugiate
- 1/2 tazza d'acqua

Preparazione:

Mescolare tutti gli ingredienti in una ciotola adatta al microonde. Aggiungere l'acqua e coprire con un coperchio adatto al microonde. Forno a microonde a temperatura elevata per 4-5 minuti o fino a quando le carote saranno tenere. Lasciare raffreddare prima di servire.

Valori nutrizionali (circa):

- Calorie: 160 kcal
- Proteine: 14 g
- Grassi: 3 g
- Carboidrati: 22g
- Fibra: 3 g

Ricetta 18: Mix di tacchino e verdure per cuccioli

Ingredienti:

- 1/2 tazza di tacchino cotto, tagliato a dadini
- 1/2 tazza di quinoa, cotta
- 1/4 tazza di piselli
- 1/4 tazza di zucchine, a dadini
- 1/2 tazza d'acqua

Preparazione:

Unisci tutti gli ingredienti in una ciotola adatta al microonde. Aggiungere l'acqua e coprire con un coperchio adatto al microonde. Microonde a temperatura elevata per 4-5 minuti o fino a quando le zucchine saranno tenere. Lasciare raffreddare prima di servire.

Valori nutrizionali (circa):

- Calorie: 160 kcal
- Proteine: 14 g
- Grassi: 4 g
- Carboidrati: 18g
- Fibra: 3 g

Ricetta 19: Purè di pollo e carote per cuccioli

Ingredienti:

- 1/2 tazza di pollo cotto, tagliato a pezzi
- 1/2 tazza di patate dolci, purè
- 1/4 tazza di carote, grattugiate
- 1/4 tazza di piselli
- 1/2 tazza d'acqua

Preparazione:

Mescolare tutti gli ingredienti in una ciotola adatta al microonde. Aggiungere l'acqua e coprire con un coperchio adatto al microonde. Forno a microonde a temperatura elevata per 4-5 minuti o fino a quando le carote saranno tenere. Lasciare raffreddare prima di servire.

Valori nutrizionali (circa):

- Calorie: 160 kcal
- Proteine: 14 g
- Grassi: 3 g
- Carboidrati: 20g
- Fibra: 3 g

Ricetta 20: Delizia di manzo e riso per cuccioli

Ingredienti:

- 1/2 tazza di carne macinata, cotta
- 1/2 tazza di riso bianco, cotto

- 1/4 tazza di fagiolini, tritati
- 1/4 tazza di carote, a dadini
- 1/2 tazza d'acqua

Preparazione:

Unisci tutti gli ingredienti in una ciotola adatta al microonde. Aggiungere l'acqua e coprire con un coperchio adatto al microonde. Forno a microonde a temperatura elevata per 4-5 minuti o fino a quando le carote saranno tenere. Lasciare raffreddare prima di servire.

Valori nutrizionali (circa):

- Calorie: 170 kcal
- Proteine: 16 g
- Grassi: 6 g
- Carboidrati: 18g
- Fibra: 3 g

Ricetta 21: Mix di pollo e broccoli per cuccioli

Ingredienti:

- 1/2 tazza di pollo cotto, tagliato a pezzi
- 1/2 tazza di riso integrale, cotto
- 1/4 tazza di broccoli, tritati
- 1/4 tazza di purea di zucca
- 1/2 tazza d'acqua

Preparazione:

Unisci tutti gli ingredienti in una ciotola adatta al microonde. Aggiungere l'acqua e coprire con un coperchio adatto al microonde.. Microonde a potenza elevata per 4-5 minuti o fino a quando i broccoli saranno teneri. Lasciare raffreddare prima di servire.

Valori nutrizionali (circa):

- Calorie: 160 kcal
- Proteine: 14 g
- Grassi: 3 g
- Carboidrati: 20g

- Fibra: 3 g

Ricetta 22: combinazione cucciolo di agnello e verdure

Ingredienti:

- 1/2 tazza di agnello cotto, tagliato a dadini
- 1/2 tazza di orzo cotto
- 1/4 tazza di piselli
- 1/4 tazza di carote, a dadini
- 1/2 tazza d'acqua

Preparazione:

Mescolare tutti gli ingredienti in una ciotola adatta al microonde. Aggiungere l'acqua e coprire con un coperchio adatto al microonde. Forno a microonde a temperatura elevata per 4-5 minuti o fino a quando le carote saranno tenere. Lasciare raffreddare prima di servire.

Valori nutrizionali (circa):

- Calorie: 180 kcal
- Proteine: 16 g
- Grassi: 5 g
- Carboidrati: 20g
- Fibra: 3 g

Ricetta 23: Delizia di pesce e riso per cuccioli

Ingredienti:

- 1/2 tazza di pesce cotto (merluzzo o salmone), in scaglie
- 1/2 tazza di riso bianco, cotto
- 1/4 tazza di piselli
- 1/4 tazza di patate dolci, a dadini
- 1/2 tazza d'acqua

Preparazione:

Mescolare tutti gli ingredienti in una ciotola adatta al microonde. Aggiungere l'acqua e coprire con un coperchio adatto al microonde. Forno a microonde a temperatura elevata per 4-5 minuti o fino a quando le patate dolci saranno tenere. Lasciare raffreddare prima di servire.

Valori nutrizionali (circa):

- Calorie: 170 kcal
- Proteine: 18 g
- Grassi: 4 g
- Carboidrati: 16g
- Fibra: 3 g

Ricetta 24: cucciolo di tacchino e banchetto di zucca

Ingredienti:

- 1/2 tazza di tacchino cotto, tagliato a dadini
- 1/2 tazza di riso integrale, cotto
- 1/4 tazza di purea di zucca
- 1/4 tazza di fagiolini, tritati
- 1/2 tazza d'acqua

Preparazione:

Unisci tutti gli ingredienti in una ciotola adatta al microonde. Aggiungere l'acqua e coprire con un coperchio adatto al microonde. Forno a microonde a temperatura elevata per 4-5 minuti o fino a quando i fagiolini saranno teneri. Lasciare raffreddare prima di servire.

Valori nutrizionali (circa):

- Calorie: 160 kcal
- Proteine: 14 g
- Grassi: 3 g
- Carboidrati: 20g
- Fibra: 3 g

Ricetta 25: Mix di pollo e mais dolce per cuccioli

Ingredienti:

- 1/2 tazza di pollo cotto, tagliato a pezzi
- 1/2 tazza di riso bianco, cotto

- 1/4 tazza di mais dolce
- 1/4 tazza di piselli
- 1/2 tazza d'acqua

Preparazione:

Unisci tutti gli ingredienti in una ciotola adatta al microonde. Aggiungere l'acqua e coprire con un coperchio adatto al microonde. Mettili nel microonde a temperatura elevata per 4-5 minuti o fino a quando i piselli saranno teneri. Lasciare raffreddare prima di servire.

Valori nutrizionali (circa):

- Calorie: 160 kcal
- Proteine: 14 g
- Grassi: 3 g
- Carboidrati: 20g
- Fibra: 3 g

Ricetta 26: Mix di manzo e quinoa per cuccioli

Ingredienti:

- 1/2 tazza di carne macinata, cotta
- 1/2 tazza di quinoa, cotta
- 1/4 tazza di carote, a dadini
- 1/4 tazza di spinaci, tritati
- 1/2 tazza d'acqua

Preparazione:

Mescolare tutti gli ingredienti in una ciotola adatta al microonde. Aggiungere l'acqua e coprire con un coperchio adatto al microonde. Forno a microonde a temperatura elevata per 4-5 minuti o fino a quando le carote saranno tenere. Lasciare raffreddare prima di servire.

Valori nutrizionali (circa):

- Calorie: 170 kcal
- Proteine: 16 g
- Grassi: 6 g

- Carboidrati: 16g
- Fibra: 3 g

Ricetta 27: Pollo al cucciolo e medley di fagiolini

Ingredienti:

- 1/2 tazza di pollo cotto, tagliato a pezzi
- 1/2 tazza di riso integrale, cotto
- 1/4 tazza di fagiolini, tritati
- 1/4 tazza di mele, a dadini (senza semi)
- 1/2 tazza d'acqua

Preparazione:

Mescolare tutti gli ingredienti in una ciotola adatta al microonde. Aggiungere l'acqua e coprire con un coperchio adatto al microonde. Forno a microonde a temperatura elevata per 4-5 minuti o fino a quando i fagiolini saranno teneri. Lasciare raffreddare prima di servire.

Valori nutrizionali (circa):

- Calorie: 160 kcal
- Proteine: 14 g
- Grassi: 3 g
- Carboidrati: 20g
- Fibra: 3 g

Ricetta 28: Cucciolo di tacchino e stufato di patate dolci

Ingredienti:

- 1/2 tazza di tacchino cotto, tagliato a dadini
- 1/2 tazza di patate dolci, a dadini
- 1/4 tazza di piselli
- 1/4 tazza di broccoli, tritati
- 1/2 tazza d'acqua

Preparazione:

Unisci tutti gli ingredienti in una ciotola adatta al microonde. Aggiungere l'acqua e coprire con un coperchio adatto al microonde. Forno a microonde a

temperatura elevata per 4-5 minuti o fino a quando le patate dolci saranno tenere. Lasciare raffreddare prima di servire.

Valori nutrizionali (circa):

- Calorie: 160 kcal
- Proteine: 14 g
- Grassi: 3 g
- Carboidrati: 20g
- Fibra: 3 g

Ricetta 29: Dolcetto di agnello e farina d'avena

Ingredienti:

- 1/2 tazza di agnello cotto, tagliato a dadini
- 1/2 tazza di farina d'avena, cotta
- 1/4 tazza di piselli
- 1/4 tazza di carote, a dadini
- 1/2 tazza d'acqua

Preparazione:

Unisci tutti gli ingredienti in una ciotola adatta al microonde. Aggiungere l'acqua e coprire con un coperchio adatto al microonde. Forno a microonde a temperatura elevata per 4-5 minuti o fino a quando le carote saranno tenere. Lasciare raffreddare prima di servire.

Valori nutrizionali (circa):

- Calorie: 180 kcal
- Proteine: 16 g
- Grassi: 5 g
- Carboidrati: 20g
- Fibra: 3 g

Ricetta 30: Delizia di pollo e riso integrale

Ingredienti:

- 1/2 tazza di pollo cotto, tagliato a pezzi
- 1/2 tazza di riso integrale, cotto

- 1/4 tazza di patate dolci, a dadini
- 1/4 tazza di piselli
- 1/2 tazza d'acqua

Preparazione:

Mescolare tutti gli ingredienti in una ciotola adatta al microonde. Aggiungere l'acqua e coprire con un coperchio adatto al microonde. Forno a microonde a temperatura elevata per 4-5 minuti o fino a quando le patate dolci saranno tenere. Lasciare raffreddare prima di servire.

Valori nutrizionali (circa):

- Calorie: 160 kcal
- Proteine: 14 g
- Grassi: 3 g
- Carboidrati: 20g
- Fibra: 3 g

Ricetta 31: Mix di manzo e broccoli per cuccioli

Ingredienti:

- 1/2 tazza di carne macinata, cotta
- 1/2 tazza di riso integrale, cotto
- 1/4 tazza di broccoli, tritati
- 1/4 tazza di purea di zucca
- 1/2 tazza d'acqua

Preparazione:

Unisci tutti gli ingredienti in una ciotola adatta al microonde. Aggiungere l'acqua e coprire con un coperchio adatto al microonde. Mettili nel microonde a temperatura elevata per 4-5 minuti o fino a quando i broccoli saranno teneri. Lasciare raffreddare prima di servire.

Valori nutrizionali (circa):

- Calorie: 170 kcal
- Proteine: 16 g
- Grassi: 6 g

- Carboidrati: 18g
- Fibra: 3 g

Ricetta 32: Stufato di pesce cucciolo e quinoa

Ingredienti:

- 1/2 tazza di pesce cotto (merluzzo o salmone), in scaglie
- 1/2 tazza di quinoa, cotta
- 1/4 tazza di piselli
- 1/4 tazza di patate dolci, a dadini
- 1/2 tazza d'acqua

Preparazione:

Unisci tutti gli ingredienti in una ciotola adatta al microonde. Aggiungere l'acqua e coprire con un coperchio adatto al microonde. Forno a microonde a temperatura elevata per 4-5 minuti o fino a quando le patate dolci saranno tenere. Lasciare raffreddare prima di servire.

Valori nutrizionali (circa):

- Calorie: 170 kcal
- Proteine: 18 g
- Grassi: 4 g
- Carboidrati: 16g
- Fibra: 3 g

Ricetta 33: Mix di tacchino e spinaci per cuccioli

Ingredienti:

- 1/2 tazza di tacchino cotto, tagliato a dadini
- 1/2 tazza di riso integrale, cotto
- 1/4 tazza di spinaci, tritati
- 1/4 tazza di carote, a dadini
- 1/2 tazza d'acqua

Preparazione:

Mescolare tutti gli ingredienti in una ciotola adatta al microonde. Aggiungere l'acqua e coprire con un coperchio adatto al microonde. Forno a microonde a

temperatura elevata per 4-5 minuti o fino a quando le carote saranno tenere. Lasciare raffreddare prima di servire.

Valori nutrizionali (circa):

- Calorie: 160 kcal
- Proteine: 14 g
- Grassi: 3 g
- Carboidrati: 20g
- Fibra: 3 g

Ricetta 34: Pollo al cucciolo e delizia di mele

Ingredienti:

- 1/2 tazza di pollo cotto, tagliato a pezzi
- 1/2 tazza di avena, cotta
- 1/4 tazza di mele, a dadini (senza semi)
- 1/4 tazza di piselli
- 1/2 tazza d'acqua

Preparazione:

Mescolare tutti gli ingredienti in una ciotola adatta al microonde. Aggiungere l'acqua e coprire con un coperchio adatto al microonde.. Microonde a potenza elevata per 4-5 minuti o fino a quando le mele saranno morbide.. Lasciare raffreddare prima di servire.

Valori nutrizionali (circa):

- Calorie: 160 kcal
- Proteine: 14 g
- Grassi: 3 g
- Carboidrati: 22g
- Fibra: 3 g

Ricetta 35: Mix di agnello e patate dolci

Ingredienti:

- 1/2 tazza di agnello cotto, tagliato a dadini
- 1/2 tazza di patate dolci, a dadini
- 1/4 tazza di piselli

- 1/4 tazza di fagiolini, tritati
- 1/2 tazza d'acqua

Preparazione:

Unisci tutti gli ingredienti in una ciotola adatta al microonde. Aggiungere l'acqua e coprire con un coperchio adatto al microonde. Forno a microonde a temperatura elevata per 4-5 minuti o fino a quando le patate dolci saranno tenere. Lasciare raffreddare prima di servire.

Valori nutrizionali (circa):

- Calorie: 180 kcal
- Proteine: 16 g
- Grassi: 5 g
- Carboidrati: 20g
- Fibra: 3 g

Ricetta 36: Dolcetto al pollo e mirtilli per cuccioli

Ingredienti:

- 1/2 tazza di pollo cotto, tagliato a pezzi
- 1/2 tazza di farina d'avena, cotta
- 1/4 tazza di mirtilli
- 1/4 tazza di carote, grattugiate
- 1/2 tazza d'acqua

Preparazione:

Unisci tutti gli ingredienti in una ciotola adatta al microonde. Aggiungere l'acqua e coprire con un coperchio adatto al microonde. Forno a microonde a temperatura elevata per 4-5 minuti o fino a quando le carote saranno tenere. Lasciare raffreddare prima di servire.

Valori nutrizionali (circa):

- Calorie: 160 kcal
- Proteine: 14 g
- Grassi: 3 g

- Carboidrati: 22g
- Fibra: 3 g

Ricetta 37: Stufato di manzo e zucca di cucciolo

Ingredienti:

- 1/2 tazza di carne macinata, cotta
- 1/2 tazza di riso integrale, cotto
- 1/4 tazza di purea di zucca
- 1/4 tazza di piselli
- 1/2 tazza d'acqua

Preparazione:

Mescolare tutti gli ingredienti in una ciotola adatta al microonde. Aggiungere l'acqua e coprire con un coperchio adatto al microonde. Mettili nel microonde a temperatura elevata per 4-5 minuti o fino a quando i piselli saranno teneri. Lasciare raffreddare prima di servire.

Valori nutrizionali (circa):

- Calorie: 170 kcal
- Proteine: 16 g
- Grassi: 6 g
- Carboidrati: 18g
- Fibra: 3 g

Ricetta 38: banchetto di pollo e carote per cuccioli

Ingredienti:

- 1/2 tazza di pollo cotto, tagliato a pezzi
- 1/2 tazza di quinoa, cotta
- 1/4 tazza di carote, grattugiate
- 1/4 tazza di piselli
- 1/2 tazza d'acqua

Preparazione:

Mescolare tutti gli ingredienti in una ciotola adatta al microonde. Aggiungere l'acqua e coprire con un coperchio adatto al microonde. Microonde a

temperatura elevata per 4-5 minuti o fino a quando le carote saranno tenere. Lasciare raffreddare prima di servire.

Valori nutrizionali (circa):

- Calorie: 160 kcal
- Proteine: 14 g
- Grassi: 3 g
- Carboidrati: 20g
- Fibra: 3 g

Ricetta 39: Mix di tacchino e zucchine per cuccioli

Ingredienti:

- 1/2 tazza di tacchino cotto, tagliato a dadini
- 1/2 tazza di riso integrale, cotto
- 1/4 tazza di zucchine, a dadini
- 1/4 tazza di mele, a dadini (senza semi)
- 1/2 tazza d'acqua

Preparazione:

Mescolare tutti gli ingredienti in una ciotola adatta al microonde. Aggiungere l'acqua e coprire con un coperchio adatto al microonde. Microonde a temperatura elevata per 4-5 minuti o fino a quando le zucchine saranno tenere. Lasciare raffreddare prima di servire.

Valori nutrizionali (circa):

- Calorie: 160 kcal
- Proteine: 14 g
- Grassi: 3 g
- Carboidrati: 20g
- Fibra: 3 g

Ricetta 40: Stufato di manzo di cucciolo e fagiolini

Ingredienti:

- 1/2 tazza di carne macinata, cotta
- 1/2 tazza di riso integrale, cotto

- 1/4 tazza di fagiolini, tritati
- 1/4 tazza di patate dolci, a dadini
- 1/2 tazza d'acqua

Preparazione:

Unisci tutti gli ingredienti in una ciotola adatta al microonde. Aggiungere l'acqua e coprire con un coperchio adatto al microonde. Forno a microonde a temperatura elevata per 4-5 minuti o fino a quando le patate dolci saranno tenere. Lasciare raffreddare prima di servire.

Valori nutrizionali (circa):

- Calorie: 170 kcal
- Proteine: 16 g
- Grassi: 6 g
- Carboidrati: 18g
- Fibra: 3 g

Ricetta 41: Spezzatino Di Pollo E Spinaci

Ingredienti:

- 1/2 tazza di pollo cotto, tagliato a pezzi
- 1/2 tazza di riso integrale, cotto
- 1/4 tazza di spinaci, tritati
- 1/4 tazza di purea di zucca
- 1/2 tazza d'acqua

Preparazione:

Mescolare tutti gli ingredienti in una ciotola adatta al microonde. Aggiungere l'acqua e coprire con un coperchio adatto al microonde. Mettili nel microonde a temperatura elevata per 4-5 minuti o fino a quando gli spinaci saranno teneri. Lasciare raffreddare prima di servire.

Valori nutrizionali (circa):

- Calorie: 160 kcal
- Proteine: 14 g
- Grassi: 3 g

- Carboidrati: 20g
- Fibra: 3 g

Ricetta 42: Delizia di cucciolo di pesce e patate dolci

Ingredienti:

- 1/2 tazza di pesce cotto (merluzzo o salmone), in scaglie
- 1/2 tazza di patate dolci, a dadini
- 1/4 tazza di piselli
- 1/4 tazza di fagiolini, tritati
- 1/2 tazza d'acqua

Preparazione:

Unisci tutti gli ingredienti in una ciotola adatta al microonde. Aggiungere l'acqua e coprire con un coperchio adatto al microonde. Forno a microonde a temperatura elevata per 4-5 minuti o fino a quando le patate dolci saranno tenere. Lasciare raffreddare prima di servire.

Valori nutrizionali (circa):

- Calorie: 170 kcal
- Proteine: 18 g
- Grassi: 4 g
- Carboidrati: 18g
- Fibra: 3 g

Ricetta 43: Mix di manzo e spinaci per cuccioli

Ingredienti:

- 1/2 tazza di carne macinata, cotta
- 1/2 tazza di quinoa, cotta
- 1/4 tazza di spinaci, tritati
- 1/4 tazza di carote, a dadini
- 1/2 tazza d'acqua

Preparazione:

Mescolare tutti gli ingredienti in una ciotola adatta al microonde. Aggiungere l'acqua e coprire con un coperchio adatto al microonde. Forno a microonde a

temperatura elevata per 4-5 minuti o fino a quando le carote saranno tenere. Lasciare raffreddare prima di servire.

Valori nutrizionali (circa):

- Calorie: 170 kcal
- Proteine: 16 g
- Grassi: 6 g
- Carboidrati: 18g
- Fibra: 3 g

Ricetta 44: Mix di tacchino e mele per cuccioli

Ingredienti:

- 1/2 tazza di tacchino cotto, tagliato a dadini
- 1/2 tazza di riso integrale, cotto
- 1/4 tazza di mele, a dadini (senza semi)
- 1/4 tazza di piselli
- 1/2 tazza d'acqua

Preparazione:

Mescolare tutti gli ingredienti in una ciotola adatta al microonde. Aggiungere l'acqua e coprire con un coperchio adatto al microonde. Forno a microonde a temperatura elevata per 4-5 minuti o fino a quando le mele saranno morbide. Lasciare raffreddare prima di servire.

Valori nutrizionali (circa):

- Calorie: 160 kcal
- Proteine: 14 g
- Grassi: 3 g
- Carboidrati: 20g
- Fibra: 3 g

Ricetta 45: Delizia di pollo e broccoli

Ingredienti:

- 1/2 tazza di pollo cotto, tagliato a pezzi
- 1/2 tazza di riso integrale, cotto

- 1/4 tazza di broccoli, tritati
- 1/4 tazza di purea di zucca
- 1/2 tazza d'acqua

Preparazione:

Unisci tutti gli ingredienti in una ciotola adatta al microonde. Aggiungere l'acqua e coprire con un coperchio adatto al microonde. Mettili nel microonde a temperatura elevata per 4-5 minuti o fino a quando i broccoli saranno teneri. Lasciare raffreddare prima di servire.

Valori nutrizionali (circa):

- Calorie: 160 kcal
- Proteine: 14 g
- Grassi: 3 g
- Carboidrati: 20g
- Fibra: 3 g

Ricetta 46: Cucciolo di agnello e stufato di fagiolini

Ingredienti:

- 1/2 tazza di agnello cotto, tagliato a dadini
- 1/2 tazza di riso integrale, cotto
- 1/4 tazza di fagiolini, tritati
- 1/4 tazza di piselli
- 1/2 tazza d'acqua

Preparazione:

Unisci tutti gli ingredienti in una ciotola adatta al microonde. Aggiungere l'acqua e coprire con un coperchio adatto al microonde. Forno a microonde a temperatura elevata per 4-5 minuti o fino a quando i fagiolini saranno teneri. Lasciare raffreddare prima di servire.

Valori nutrizionali (circa):

- Calorie: 180 kcal
- Proteine: 16 g
- Grassi: 5 g

- Carboidrati: 20g
- Fibra: 3 g

Ricetta 47: Stufato di pollo e patate dolci

Ingredienti:

- 1/2 tazza di pollo cotto, tagliato a pezzi
- 1/2 tazza di patate dolci, a dadini
- 1/4 tazza di piselli
- 1/4 tazza di spinaci, tritati
- 1/2 tazza d'acqua

Preparazione:

Mescolare tutti gli ingredienti in una ciotola adatta al microonde. Aggiungere l'acqua e coprire con un coperchio adatto al microonde. Forno a microonde a temperatura elevata per 4-5 minuti o fino a quando le patate dolci saranno tenere. Lasciare raffreddare prima di servire.

Valori nutrizionali (circa):

- Calorie: 160 kcal
- Proteine: 14 g
- Grassi: 3 g
- Carboidrati: 20g
- Fibra: 3 g

Ricetta 48: Manzo di cucciolo e delizia di mele

Ingredienti:

- 1/2 tazza di carne macinata, cotta
- 1/2 tazza di riso integrale, cotto
- 1/4 tazza di mele, a dadini (senza semi)
- 1/4 tazza di carote, a dadini
- 1/2 tazza d'acqua

Preparazione:

Mescolare tutti gli ingredienti in una ciotola adatta al microonde. Aggiungere l'acqua e coprire con un coperchio adatto al microonde. Forno a microonde a

temperatura elevata per 4-5 minuti o fino a quando le mele saranno morbide. Lasciare raffreddare prima di servire.

Valori nutrizionali (circa):

- Calorie: 170 kcal
- Proteine: 16 g
- Grassi: 6 g
- Carboidrati: 18g
- Fibra: 3 g

Ricetta 49: Stufato di pollo e piselli di cucciolo

Ingredienti:

- 1/2 tazza di pollo cotto, tagliato a pezzi
- 1/2 tazza di quinoa, cotta
- 1/4 tazza di piselli
- 1/4 tazza di patate dolci, a dadini
- 1/2 tazza d'acqua

Preparazione:

Unisci tutti gli ingredienti in una ciotola adatta al microonde. Aggiungere l'acqua e coprire con un coperchio adatto al microonde. Forno a microonde a temperatura elevata per 4-5 minuti o fino a quando le patate dolci saranno tenere. Lasciare raffreddare prima di servire.

Valori nutrizionali (circa):

- Calorie: 160 kcal
- Proteine: 14 g
- Grassi: 3 g
- Carboidrati: 20g
- Fibra: 3 g

Ricetta 50: Mix di tacchino per cuccioli e mais dolce

Ingredienti:

- 1/2 tazza di tacchino cotto, tagliato a dadini
- 1/2 tazza di riso integrale, cotto

- 1/4 tazza di mais dolce
- 1/4 tazza di piselli
- 1/2 tazza d'acqua

Preparazione:

Mescolare tutti gli ingredienti in una ciotola adatta al microonde. Aggiungere l'acqua e coprire con un coperchio adatto al microonde. Mettili nel microonde a temperatura elevata per 4-5 minuti o fino a quando i piselli saranno teneri. Lasciare raffreddare prima di servire.

Valori nutrizionali (circa):

- Calorie: 160 kcal
- Proteine: 14 g
- Grassi: 3 g
- Carboidrati: 20g
- Fibra: 3 g

Queste ricette forniscono una varietà di opzioni salutari e nutrienti per il tuo cucciolo, assicurandogli una dieta equilibrata con le proteine, i grassi e i carboidrati necessari per la crescita e lo sviluppo. Assicurati sempre che il cibo sia adeguatamente raffreddato prima di servirlo al tuo cucciolo e consulta il tuo veterinario se hai dubbi sulla dieta del tuo cucciolo.

Letizia Rivera

Conclusione

Quando raggiungiamo la fine di "Ricette di cibo per cuccioli in 30 minuti al microonde: 50 pasti veloci, facili e salutari per il tuo amico peloso", è chiaro che nutrire il tuo cucciolo con pasti sani e fatti in casa è realizzabile e gratificante. Il legame che hai rafforzato attraverso il semplice atto di preparare questi pasti è inestimabile, favorendo la fiducia e approfondendo il tuo rapporto con il tuo compagno peloso.

Ogni ricetta contenuta in questo libro è stata progettata per fornire una dieta equilibrata che supporti la crescita, l'energia e la salute generale del tuo cucciolo. Utilizzando ingredienti freschi e il microonde, sei riuscito a creare rapidamente pasti deliziosi che soddisfano le esigenze nutrizionali del tuo cucciolo senza sacrificare il tuo tempo prezioso.

Nutrire il tuo cucciolo è molto più che fornire semplicemente sostentamento; è un impegno per il loro benessere e la loro felicità. Lo sforzo che hai dedicato alla preparazione di questi pasti è una testimonianza della tua dedizione come genitore di animali domestici. Non solo hai dato al tuo cucciolo una varietà di gusti e consistenze da apprezzare, ma ti sei anche assicurato che riceva i nutrienti essenziali per una vita prospera.

Mentre prosegui questo viaggio, ricorda che i bisogni del tuo cucciolo possono evolversi e che essere attento alle sue preferenze e alla sua salute è fondamentale. Le ricette contenute in questo libro offrono una base, ma non aver paura di essere creativo e adattarle per soddisfare meglio i gusti individuali e le esigenze dietetiche del tuo cucciolo.

Grazie per aver scelto di investire nella salute e nella felicità del tuo cucciolo attraverso pasti fatti in casa. Il tuo amore e la tua cura sono i regali più grandi che puoi fare al tuo amico peloso. Brindiamo a molti altri anni di pasti gioiosi, scodinzolanti e al legame indissolubile che solo un genitore animale domestico può conoscere. Buona cucina e compagnia ancora più felice!

www.ingramcontent.com/pod-product-compliance
Lightning Source LLC
Chambersburg PA
CBHW071549260726
48653CB00007BA/2584